essentials

essentials liefern aktuelles Wissen in konzentrierter Form. Die Essenz dessen, worauf es als „State-of-the-Art" in der gegenwärtigen Fachdiskussion oder in der Praxis ankommt. *essentials* informieren schnell, unkompliziert und verständlich

- als Einführung in ein aktuelles Thema aus Ihrem Fachgebiet
- als Einstieg in ein für Sie noch unbekanntes Themenfeld
- als Einblick, um zum Thema mitreden zu können

Die Bücher in elektronischer und gedruckter Form bringen das Expertenwissen von Springer-Fachautoren kompakt zur Darstellung. Sie sind besonders für die Nutzung als eBook auf Tablet-PCs, eBook-Readern und Smartphones geeignet. *essentials:* Wissensbausteine aus den Wirtschafts-, Sozial- und Geisteswissenschaften, aus Technik und Naturwissenschaften sowie aus Medizin, Psychologie und Gesundheitsberufen. Von renommierten Autoren aller Springer-Verlagsmarken.

Weitere Bände in der Reihe http://www.springer.com/series/13088

Thomas Koller

Rehabilitation von spezifischem Gewebe

Klinische Überlegungen zur
Dosierung in der manuellen Therapie

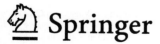 Springer

Thomas Koller
Orthopädisch- und Handchirurgische
Rehabilitation, Rehaklinik Bellikon
Bellikon, Schweiz

ISSN 2197-6708   ISSN 2197-6716   (electronic)
essentials
ISBN 978-3-658-27536-5   ISBN 978-3-658-27537-2   (eBook)
https://doi.org/10.1007/978-3-658-27537-2

Die Deutsche Nationalbibliothek verzeichnet diese Publikation in der Deutschen Nationalbiblio-
grafie; detaillierte bibliografische Daten sind im Internet über http://dnb.d-nb.de abrufbar.

Springer ist ein Imprint der eingetragenen Gesellschaft Springer Fachmedien Wiesbaden GmbH
und ist ein Teil von Springer Nature.
Die Anschrift der Gesellschaft ist: Abraham-Lincoln-Str. 46, 65189 Wiesbaden, Germany

Was Sie in diesem *essential* finden können

- Grundlagen der Wundheilung
- Wundheilungszeiten und Turn-Over-Zeiten von spezifischem Gewebe
- Wundheilungsadaptierte Dosierung von spezifischem Gewebe in der manuellen Therapie

Inhaltsverzeichnis

1 Einleitung. 1

2 Einteilung von Gewebearten (kurzer Überblick). 3
   2.1 Prinzipieller Aufbau eines Gewebes 3
   2.2 Veränderungen im Gewebe 3
   2.3 Epithelgewebe 4
   2.4 Bindegewebe 4
   2.5 Stützgewebe. 5
   2.6 Fettgewebe. 7
   2.7 Muskelgewebe 7
   2.8 Nervengewebe 9

3 Wundheilungs- und Turn-Over-Zeiten 11
   3.1 Wundheilungsphasen 11
   3.2 Physiologische Narbenbildung 15
   3.3 Gewebespezifische Wundheilungsphasen 16
   3.4 Gewebespezifische Turn-Over-Zeiten 16

4 Zellbiologische Aspekte 21
   4.1 Mechanotransduktion. 22
   4.2 Crosslinks. 24
   4.3 Fibrosierung. 27

5 Anstieg des Bindegewebswiderstands 29

6 Direkte und indirekte Schmerzleitung 33
   6.1 Die direkte Schmerzleitung 34
   6.2 Die indirekte Schmerzleitung 35

7 Zusammenfassende Erkenntnisse aus der Literatur 37

7.1   Wie nehmen Fibroblasten einen mechanischen
      Reiz von außen wahr? 37

7.2   Welche mechanischen Reize bewirken welche
      Fibroblastenaktivität? 38

7.3   Klinische Überlegungen. 38

8 Dosierung spezifischer Gewebe in der Rehabilitation 41

8.1   Amplitude 41

8.2   Frequenz. 42

8.3   Dauer 43

Literatur. 47

Einleitung

Nach einem Trauma oder einer Operation ist in der physiotherapeutischen Behandlung stets das Ziel, die Funktion auf Struktur- und Aktivitätsebene wiederzuerlangen als Voraussetzung und Vorbereitung, den Übertrag auf die Partizipationsebene zu ermöglichen und/oder zu erleichtern. Hierfür muss als Grundvoraussetzung die funktionelle Integrität auf Gewebeebene wiedererlangt werden. Dies geschieht vornehmlich durch eine Operation oder Ruhigstellung der betroffenen Gewebe. In der physiotherapeutischen Nachbehandlung werden sogenannte funktionelle Reize gesetzt, welche die Absicht besitzen, diese betroffene Struktur auf Zellebene inklusive der Extrazellulären Matrix (EZM) positiv zu beeinflussen. Lassen nach einem Trauma oder einer Operation die orthopädischen Limiten eine funktionelle Reizgebung zu, greift das Verständnis der funktionellen Ausrichtung der betroffenen Gewebe analog der bekannten Gewebephysiologie und Wundheilungsphysiologie (vgl. Van den Berg 2011; Koller 2017). Kann aber durch einen „Fixateur externe" oder eine zirkuläre Gipsanlage nur bedingt oder gar nicht funktionell gereizt werden, stellt sich unweigerlich die Frage: „Wieviel funktioneller (mechanischer) Reizgebung bedarf es, damit auf Zellebene (also im Gewebe) Vorgänge in Aktion treten, welche das Gewebe auf den äußeren Reiz adaptieren lassen?" Bekannt ist wenn keine mechanischen Reize von außen appliziert werden, keine funktionelle Ausrichtung stattfindet und wenn zu viele mechanische Reize von außen wirken, reagiert das Gewebe mit einer Überlastungsreaktion (Zellschaden → erneute Entzündungsreaktion) (vgl. Andalib et al. 2016; Balestrini et al. 2009; Bouffard et al. 2008; Koller 2016; Koller et al. 2017). Aber welche Dosierung ist während den Wundheilungsphasen bei welchem Gewebe adäquat in Bezug auf eine funktionelle Reizgebung auf Zellebene? Im Folgenden werden physiologische Grundlagen diesbezüglich erläutert und in einer „Klinischen Konklusion" die gewebespezifischen Eigenheiten zusammengeführt.

© Springer Fachmedien Wiesbaden GmbH, ein Teil von Springer Nature 2019
T. Koller, *Rehabilitation von spezifischem Gewebe, essentials,*
https://doi.org/10.1007/978-3-658-27537-2_1

Einteilung von Gewebearten (kurzer Überblick)

Ein Gewebe ist ein Verband von Zellen, die nahe beieinander liegen und eine oder mehrere spezifische Funktionen erfüllen sollen. Es gibt vier grundlegende Gewebetypen, die sich je nach ihrer Morphologie und Funktion unterscheiden:

- Epithelgewebe
- Binde-, Stütz- und Fettgewebe
- Muskelgewebe
- Nervengewebe

2.1 Prinzipieller Aufbau eines Gewebes

Jedes Gewebe besteht aus ortsfesten Zellen im Körper, welche in sogenannten Zellverbänden angeordnet sind und zusammen mit der Extrazellulärmatrix (Interzellularsubstanz) die spezifischen Gewebearten bilden. Die verschiedenen Gewebearten unterscheiden sich durch Aufbau, Funktion und Regenerationsfähigkeit (Heilungszeit und Turn-Over-Zeit).

2.2 Veränderungen im Gewebe

Gebrauch bestimmt die Funktion und die Qualität des Gewebes. Gewebeveränderungen entstehen durch dessen Beanspruchung, durch äußere Einflüsse oder Stoffwechselprozesse. Für diese Veränderungen stehen verschiedene Begriffe in der Literatur zur Verfügung.

© Springer Fachmedien Wiesbaden GmbH, ein Teil von Springer Nature 2019
T. Koller, *Rehabilitation von spezifischem Gewebe,* essentials,
https://doi.org/10.1007/978-3-658-27537-2_2

Als *Hypertrophie* bezeichnet man die Vergrößerung der einzelnen Zellen und somit des einzelnen Organes oder Gewebeart. Die Anzahl der Zellen ändert sich nicht (zum Beispiel Muskelaufbau durch regelmäßiges Training, reversibel).
Eine Zunahme der Zellanzahl nennt man *Hyperplasie*. Die Zellgröße bleibt dabei gleich. Dies geschieht vornehmlich durch hormonelle Einflüsse und ist ebenfalls reversibel (Beispiel Prostatavergrößerung).
Unter *Neoplasie* wird eine Gewebeneubildung durch einen Anstieg der Zellanzahl verstanden. Diese Gewebeneubildung ist nicht reversibel. Als Beispiel gelten hier gut- und bösartige Tumoren.
Die Verminderung der Zellanzahl oder die Verkleinerung von Zellen (oder beides), wird als *Atrophie* bezeichnet (Muskulatur durch Nichtgebrauch).
Bei der *Metaplasie* wandelt sich die spezifische Gewebeart aufgrund einer dauerhaften mechanischen, chemischen, thermischen oder entzündlichen Reizung in eine andere Gewebeart um. Zum Beispiel wird beim Rauchen das Flimmerepithel im Atemtrakt in ein Plattenepithel verwandelt (vgl. Bley 2015).

2.3   Epithelgewebe

Das Epithelgewebe bildet Grenzen zwischen Geweben, bedeckt Organe oder bildet das Organparenchym (Bsp. Leber). Dies geschieht in Form von *Oberflächenepithel, Drüsenepithel* oder *Sinnesepithel*. Dieses Gewebe zeichnet sich durch enge Zell zu Zell Verbindungen und wenig Interzellularsubstanz aus. Das Epithelgewebe besitzt in der Regel keine eigene Blutversorgung und wird über Diffusion ernährt. Es besitzt eine Basalmembran und besticht durch eine sehr gute Regenationsfähigkeit (vgl. Bley 2015).

2.4   Bindegewebe

Bindegewebe besteht grundsätzlich aus wenigen Zellen und reichlich Interzellularsubstanz. Abb. 2.1 zeigt die Bestandteile von Binde- und Stützgewebe.
Grundsätzlich unterscheidet man lockeres (interstitielles) von straffem und von retikulärem Bindegewebe. Das *lockere Bindegewebe* bildet ein Stützgerüst zwischen den Organen und in Hohlräumen. Es speichert viel Wasser, beherbergt Abwehrzellen und ist sehr gut verschieblich. Gefäße und Nerven sind geschützt in diesem lockeren Bindegewebe eingebettet.

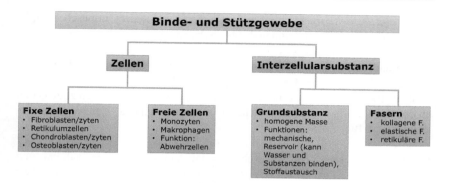

Abb. 2.1 Zusammensetzung von Binde- und Stützgewebe. Wenig Zellen, reichlich Interzellularsubstanz. (Inhalt der Tabelle aus I care Anatomie Physiologie, Gewebe im menschlichen Körper 2015, Thieme Verlag) (vgl. Bley 2015) (Grafik Umsetzung Koller T.)

Das *straffe Bindegewebe* besteht aus einem hohen Kollagenfaser-Anteil und kommt in Sehnen und Kapseln vor. Es besitzt eine gute mechanische Stabilität, ist zugfest und kann gut Halteaufgaben übernehmen.

Das *retikuläre Bindegewebe* besitzt viele retikuläre Fasern und freie Zellen (Abwehrzellen) und kommt vor allem in Lymphknoten, der Milz und im Knochenmark vor. Seine Hauptaufgabe besteht dementsprechend in der „Abwehr" (vgl. Bley 2015).

2.5   Stützgewebe

Das Stützgewebe wird in Knorpel- und Knochengewebe unterteilt.

Knorpelgewebe Das Knorpelgewebe widersteht sehr gut mechanischen Kräften und ist äußerst druckfest. Es besitzt wenige Zellen (Chondrozyten) und ernährt sich vornehmlich über Diffusion. Die Regenerationsfähigkeit ist deshalb gering (im Gegensatz zu dem sich ebenfalls über Diffusion ernährenden Epithelgewebe)! Es werden drei verschiedene Knorpelarten unterschieden. Der *hyaline Knorpel* besitzt wenig Fasern (Kollagen Typ II) und ist durch seinen großen Anteil an Glykosaminoglykanketten, in der Lage sehr viel H_2O Moleküle zu binden. Dies verleiht ihm seine Festigkeit in Bezug auf Druckbelastungen. Gelenkflächen, Sternum-Rippenübergänge und die Luftröhre bestehen aus hyalinem Knorpel.

Der *elastische Knorpel* kommt in der Epiglottis und in der Ohrmuschel vor. Er besitzt im extrazellulären Raum viele elastische Fasern (Elastin).

Mit vielen kollagenen Fasern (vornehmlich Typ I) ist der *Faserknorpel* versorgt. Bandscheiben und Menisken bestehen aus faserigem Knorpel. Diese anatomischen Strukturen sind nicht homogen vaskularisiert. Zumeist sind nur die äußeren Anteile direkt mit Blut versorgt. Die inneren Anteile werden zunehmend über Diffusion vital erhalten und haben somit zunehmend weniger Heilungstendenz (vgl. Bley 2015).

Knochengewebe Das Knochengewebe verleiht dem Körper seine Stabilität und bildet mit der Muskulatur den Bewegungsapparat. Das Knochengewebe speichert Mineralien und fungiert als Ort der Blutbildung (Hämatopoese). Das Knochengewebe wird in drei Knochentypen unterteilt: Dem *Röhrenknochen* (z. B. Humerus und Femur), *flache Knochen* (z. B. Scapula oder Sternum) und *kurze Knochen* wie z. B. die Hand- oder Fußwurzelknochen.

Das Knochengewebe besitzt vorwiegend fixe Zellen und seine Interzellularsubstanz wird als Knochenmatrix bezeichnet. Die Grundsubstanz ist durch die Einlagerung von großen Mengen an Mineralien „verkalkt" und somit hart (Abb. 2.2) (vgl. Bley 2015).

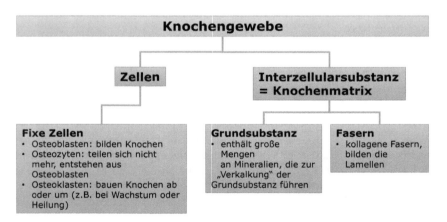

Abb. 2.2 Zusammensetzung von Knochengewebe. (Inhalt der Tabelle aus I care Anatomie Physiologie, Gewebe im menschlichen Körper 2015, Thieme Verlag) (vgl. Bley 2015) (Grafik Umsetzung Koller T.)

2.6 Fettgewebe

Eine einzige Fettzelle vermag eine große Menge an Fett einlagern. Retikuläre Fasern (Kollagen Typ III) fassen Fettzellen zu Fettläppchen zusammen. Man unterscheidet grundsätzlich *weißes* von *braunem* Fettgewebe. Das *weiße* Fettgewebe wird zusätzlich noch in Bau- und Speicherfett unterteilt. Das *Baufett* besitzt Polsterungs- und Wärmeschutzaufgaben. Es kommt in Fußsohlen, Augenhöhlen und zum Beispiel bei der Polsterung von Nieren vor. Das *Speicherfett* dient als Energiespeicher und Hormonproduktion (genaue Wirkungen sind noch unklar). Es lagert sich v. a. subkutan und viszeral an.

Das *braune* Fettgewebe dient bei Säuglingen als Wärmeproduktion und kommt zum Beispiel im Nacken vor.

2009 wurde ein drittes, *beiges* Fettgewebe entdeckt. Es lässt sich fleckenförmig im weißen Fettgewebe finden. Es wird vermutet, dass dieses *beige* Fettgewebe aufgrund von Hormonen und äußeren Gegebenheiten (Kälte) aktiviert werden kann und dann ähnlich wie das *braune* Fettgewebe an der Wärmeproduktion des Körpers mitwirken könnte (vgl. Bley 2015; Wu et al. 2012).

2.7 Muskelgewebe

Histologisch lässt sich das Muskelgewebe in drei verschiedene Arten differenzieren (Abb. 2.3):

- Quergestreifte Muskulatur
- Glatte Muskulatur
- Herzmuskulatur

Die vier speziellen Eigenschaften des Muskelgewebes sind Elektrische Erregbarkeit, Kontraktionsfähigkeit, Dehnbarkeit und Elastizität. Sie übernehmen den aktiven Part im Bewegungsapparat.

Quergestreifte Muskulatur Die Muskulatur des Bewegungsapparats besteht aus quergestreifter Muskulatur; die meisten Muskeln entspringen und setzen am Skelett an. Ausnahmen bilden die Eingeweide von Kopf und Hals z. B. in der Zunge, im Pharynx und Larynx sowie im oberen Ösophagus, die nicht mit dem Skelett in Verbindung stehen, aber trotzdem aus quergestreifter Muskulatur bestehen. Mit Nerven und Blutgefäßen sind die Skelettmuskeln gut versorgt und im Allgemeinen begleiten jeder Nerv, der in das Skelettmuskelgewebe eintritt, eine

Quergestreifte M.	Glatte Muskulatur	Herzmuskulatur
Funktion: • willkürliche Bewegung (Steuerung über ZNS/somatisches NS) • schnelle Kontraktion • hohe Kraftentwicklung, • hoher Energieverbrauch • erzeugen Großteil der Körperwärme **Aufbau:** • lange Muskelfasern = Muskelzellen (bis 15 cm lang) • Querstreifung • viele randständige Zellkerne **Vorkommen:** • Bewegungsapparat	**Funktion:** • unwillkürliche Bewegung (Steuerung über vegetatives NS) • langsame Kontraktion (peristaltische Bewegungen) • geringe Kraftentwicklung, geringer Energieverbrauch **Aufbau:** • spindelförmige Zellen • 1 mittelständiger Zellkern **Vorkommen:** • Magen-Darmtrakt, Gefäße, ...	**Funktion:** • unwillkürliche Bewegung (Steuerung über vegetatives NS) • Erregungsbildung und -leitung durch speziell differenzierte Herzmuskelzellen • lange Refraktärzeit **Aufbau:** • Querstreifung • Zellen verzweigt, End-zu End-Verbindungen (Glanzstreifen) • 1 (-3) zentraler Zellkern

Abb. 2.3 Einteilung des Muskelgewebes. (Inhalt der Tabelle aus I care Anatomie Physiologie, Gewebe im menschlichen Körper 2015, Thieme Verlag) (vgl. Bley 2015) (Grafik Umsetzung Koller T.)

Arterie und zwei Venen. Die quergestreifte Muskulatur lässt sich willkürlich steuern (vgl. Bley 2015).

Glatte Muskulatur Wo ohne großen Energieaufwand eine tonische Arbeit verrichtet werden muss, kommt glattes Muskelgewebe vor, welches nicht ermüdet und unwillkürlich gesteuert wird. Besonders in Gefäßwänden oder in der Wand von Eingeweiden z. B. Magen- Darmkanal und in vielen Organen des Urogenitalsystems befindet sich glattes Muskelgewebe (vgl. Bley 2015).

Herzmuskulatur Die Herzmuskulatur ist quergestreift, unterscheidet sich aber deutlich durch zahlreiche Besonderheiten von der Skelettmuskulatur. Der wichtigste Unterschied besteht darin, dass die Muskulatur des Herzens vollkommen autonom und unabhängig von nervalen Impulsen arbeitet, da es keine motorische Endplatte gibt. Die Nervenfasern des vegetativen Nervensystems, die Teile des Herzens innervieren, haben ausschließlich verändernden Charakter (z. B. Herzfrequenz), werden aber für die eigentliche Funktion des Herzens nicht benötigt.

Die Herzmuskelzellen sind unregelmäßig verzweigt und etwa 100 μm lang. Sie kommen nur am Herzen vor und haben die gleichen Actin- und Myosinanordnung sowie die gleichen Banden, Zonen und Z- Scheiben wie die Skelettmuskelfasern (vgl. Bley 2015).

2.8 Nervengewebe

Das Nervengewebe kann unterschiedlich eingeteilt werden. Gängige Einteilungen sind:

• Zentrales Nervensystem/Peripheres Nervensystem
• Somatisches (willkürliches) Nervensystem/Vegetatives (unwillkürliches) Nervensystem
• Afferentes Fasern/Efferente Fasern

Die Strukturelemente des Nervengewebes lassen sich in Neurone, (Synapsen) und Gliazellen unterteilen.

Neurone Neurone haben einen Zellkörper und mehr oder weniger lange Zellfortsätze. Die Informationsaufnahme erfolgt über viele kurze Dendriten und wird zum Zellkörper (Perikaryon, Soma) geleitet. Die Informationsabgabe erfolgt über ein längliches Axon, das sich am Ende in viele Enden aufzweigt und die Information an zahlreiche Synapsen an die Zielzelle überträgt. Reife Neurone sind nicht mehr teilungsfähig. Die Axone peripherer Nerven können mit ungefähr einem Millimeter pro Tag wieder nachwachsen. Voraussetzung für eine gute Reinervation ist eine intakte Nervenhülle (im ZNS ist die Regenerationsfähigkeit sehr marginal z. B. wie nach einer Hirnblutung).

Synapsen Als Synapsen werden die Kontaktstellen zwischen zwei Zellen bezeichnet. Hier werden die Informationen übertragen. Es wird zwischen *chemischen* und *elektrischen* Synapsen unterschieden. Bei den *chemischen* Synapsen werden mithilfe chemischer Botenstoffe (Transmitter, Neurotransmitter) die Informationen von einer Zelle zur anderen übertragen. Diese Form der Übertragung ist im Nervensystem die Regel.
Elektrische Synapsen übertragen die Erregung direkt, indem Ionen durch kleine Kanäle der „Gap Junctions" von der einen in die andere Zelle strömen. Dies ermöglicht keine Übertragung auf weiter entfernte Zellen und inhibierende Übertragungen sind auch nicht möglich. Diese Art der Übertragung findet man beispielsweise zwischen Muskelzellen (vgl. Bley 2015).

Gliazellen Die Hauptfunktionen von Gliazellen sind Stützfunktion, Ernährung und immunologische Schutzaufgaben. Gliazellen als Sammelbegriff beinhalten verschiedene Zellvarianten. Die *Oligodendrozyten* bilden die Markscheide der Axone im zentralen Nervensystem (ZNS) und die *Astrozyten* stützen und ernähren die Nervenzellen im ZNS. Des Weiteren sind *Ependymzellen* im ZNS verantwortlich für den Austausch der Hirn- und Rückenmarksflüssigkeit zuständig und kleiden kleine Hohlräume im ZNS aus. Die in allen Bereichen vertretenen *Mikrolgliazellen* nehmen die immunologische Abwehr wahr.

Im peripheren Nervensystem (PNS) bilden die *Schwann'schen Zellen* die Markscheide der peripheren Nerven. Durch mehrfaches Umwickeln entsteht eine sogenannte Markscheide aus Myelin im Sinne einer Isolation (Erhöhung der Leitungsgeschwindigkeit durch saltatorische Erregungsleitung). Und die *Mantelzellen* ernähren die Neurone im PNS (vgl. Bley 2015).

Wundheilungs- und Turn-Over-Zeiten

Die Wundheilung ist ein ureigener Prozess, welcher die Integrität des betroffenen Gewebes so schnell als möglich wiederherstellen will. Um eine manualtherapeutische Intervention effektiv gestalten zu können, müssen die physiologischen und pathophysiologischen Abläufe der Wundheilung bekannt sein. Ziel ist es, in jeder Phase der Wundheilung, den möglichst adäquat physiologischen Reiz applizieren zu können (Funktioneller Reiz). Da innerhalb der Wundheilungsphasen jede Gewebeart mechanisch mehr oder weniger lang instabil ist, bedarf es verschiedener Dosierungen.

3.1 Wundheilungsphasen

Die Wundheilung wird in therapeutischen Berufen zumeist in eine Entzündungs-, Proliferations- und Remodulierungsphase unterteilt. Diese Wundheilungsphasen sind gewebespezifisch und dementsprechend verschieden. Grundsätzlich gilt: Gewebe, welches gut durchblutet ist, reagiert mit einer heftigen, aber kurzen Entzündungsphase und die Proliferations- und Remodulierungsphasen sind auch kürzer, denn die biochemischen Abläufe der Wundheilung können einfacher vonstattengehen. Ist ein Gewebe physiologischer Weise schlecht durchblutet (z. B. Sehnengewebe) oder wird es nur durch Diffusion ernährt, fällt die Entzündungsphase nur gering bis gar nicht aus, dauert bedeutend länger und die Proliferations- und Remodulierungsphase dementsprechend ebenfalls. Als allgemein aus der Literatur ersichtlichen Wundheilungszeiten wird die Entzündungsphase mit dem 0.–6. Tag, die Proliferationsphase bis zum 21. Tag und die Remodulierungsphase ab dem 21. Tag angegeben. Doch je nach Gewebeart dauern die jeweiligen Wundheilungsphasen deutlich länger (vgl. Van den Berg 2011).

© Springer Fachmedien Wiesbaden GmbH, ein Teil von Springer Nature 2019
T. Koller, *Rehabilitation von spezifischem Gewebe*, essentials,
https://doi.org/10.1007/978-3-658-27537-2_3

Die Entzündungsphase Im Umliegenden nicht verletzten Gewebe kommt es zu einer Vasodilatation, dadurch ist die Versorgung der Zellen mit Nährstoffen und Sauerstoff optimal. Es wird ein sogenannter Blutkoagel zur Blutstillung (Hämostasis) gebildet. Die Makrophagen beginnen das zerstörte Gewebe abzubauen. Die Fibroblasten „scannen" das umliegende Gewebe am Verletzungsort und beginnen mit der spezifischen Produktion von Baustoffen. Die Makrophagen und die roten Blutkörperchen produzieren unter anderem auch Wachstumshormone, welche die Bildung von Granulationsgewebe stimulieren und Fibroblasten an den Ort des Geschehens locken (Chemotaxis) (vgl. Van den Berg 2011). Die oberflächlich sitzenden Fibroblasten differenzieren sich in ihren kontraktilen Phänotypen, den Myofibroblasten. Diese Myofibroblasten versuchen die Wunde zu schließen. Bei erfolgreicher Schließung der Wunde sterben sie infolge von Apoptose ab (Tomasek 2002, S. 349–363).

Die Proliferationsphase Diese Phase ist durch die große produktive Aktivität der Fibroblasten und durch die Einsprossung von Gefäßen in das Verletzungsgebiet geprägt (vgl. Van den Berg 2011). Der Fibroblast ist eine Zelle, welche bei der Wundheilung eine zentrale Rolle spielt. Er analysiert die defekte Stelle, baut Abfallprodukte ab und produziert dementsprechend spezifische Baustoffe für den Wiederaufbau. Außerdem reagiert er sehr spezifisch auf mechanische Reize von außen. Die Fibroblasten beginnen in dieser Phase die Wunde mit dünnen, unspezifischen und provisorischen kollagenen Fasern vom Kollagen Typ III zu füllen (Turn-Over-Zeit von 30 Tagen). Somit bildet sich ein ungeformtes Bindegewebeknäuel (vgl. Van den Berg 2011). Dieser Prozess ist analog bei der Knochenheilung als Kallus zu verstehen. Im nicht verletzten und physiologisch stimulierten Gewebe richten sich die Kollagenfasern nach bestimmten Hauptzugrichtungen aus. Das heißt, dass der Fibroblast sehr sensitiv auf mechanische Reize von außen reagiert und die Kollagenfasern (eigentlich alle Fasertypen) nach dieser mechanischen Kraft (funktioneller Reiz) in der Extrazellulären Matrix (EZM) auslegt. Findet dieser funktionelle Reiz in der Proliferationsphase nicht statt (zum Beispiel durch Ruhigstellung), kann der Fibroblast keine funktionelle Ausrichtung erkennen und bildet ein mechanisch wenig stabiles Kollagenknäuel mit dem unspezifischen Kollagentyp III. Wird jedoch schon in der Proliferationsphase ein mechanisch adäquater Reiz gesetzt, richtet sich der Kollagen Typ III funktionell und dem physiologischen Gebrauch entsprechend aus (Abb. 3.1). Dies ist für die manualtherapeutischen Interventionen von größter Bedeutung, da sich in der Remodulierungsphase der definitive Kollagen Typ I stets in gleicher Ausrichtung wie der unspezifische Kollagentyp III formiert (vgl. Van den Berg 2011; Koller 2016; Koller et al. 2017). Des Weiteren mag der provisorische Kollagentyp III keine Beschleunigungen und keine Scherkräfte. Er ist mechanisch sehr instabil. Zu große mechanische Reize zerreißen die provisorische Struktur und leiten unweigerlich eine neue Entzündungsphase ein (vgl. Koller 2017).

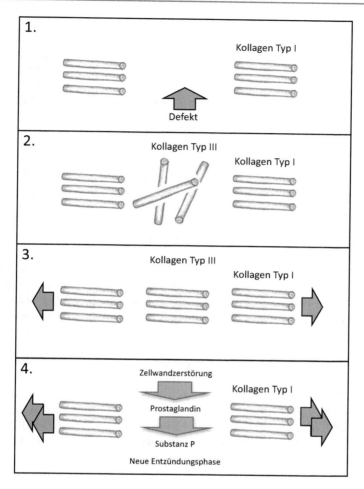

Abb. 3.1 Reaktion auf zellulärer Ebene bei unterschiedlich dosierter mechanischer Reize auf das Gewebe oder das Narbengewebe.

1. Defekte Stelle im Kollagenverbund.
2. Kollagensynthese vom Typ III in der Proliferationsphase OHNE mechanischen Reiz von außen.
3. Kollagensynthese vom Typ III in der Proliferationsphase MIT adäquatem, funktionellem, mechanische Reiz von außen *(die parallel angeordnete Darstellung dient lediglich zur Veranschaulichung. Im Gewebe zeichnet sich die Struktur als funktionales 3D Konstrukt ab).*
4. Reaktion auf zu großen mechanischen Reiz in der Proliferationsphase (auch in der Remodulierungsphase möglich (erneute Entzündungsphase durch Zellwandschaden). (Eigene Darstellung)

In der Proliferationsphase ist die Produktion von Grundsubstanz im Verhältnis zur Kollagenproduktion sehr gering. Die nötige Stabilität des betroffenen Gewebes wird in dieser Phase durch die Myofibroblastenaktivität gewährleistet. Diese ist aber bei weitem nicht mit der endgültigen Stabilität des Narbengewebes zu vergleichen und bedarf daher auch Anpassungen bei der Dosierung manueller Reize (vgl. Wu et al. 2015). In gesundem Gewebe überwiegt die Produktion von Grundsubstanz in der Regel gegenüber der kollagenen Produktion.

Die Remodulierungsphase In dieser Phase wird die Produktion der Grundsubstanz bedeutend größer und die in der Proliferationsphase angelegten unspezifischen Kollagenfasern des Typ III werden größtenteils durch den definitiven und weitaus stabileren Kollagentyp I ersetzt. Bekanntlich richtet sich der provisorische Kollagen Typ III nach mechanischen Reizen von außen aus. Somit ist eine funktionelle Reizung in der Proliferationsphase eine wichtige Voraussetzung für die endgültige Stabilität und Faserausrichtung (Funktionalität) in der Remodulierungsphase (vgl. Van den Berg 2011).

Durch den Umbau von Kollagen Typ III in Typ I wird die Stabilität größer und die Notwendigkeit der Wundkontraktur hinfällig. Demzufolge verschwinden die Myofibroblasten (Apoptose) zunehmend (vgl. Wu et al. 2012). Der Kollagentyp I ist mechanisch sehr robust und bei ihm bedarf es weitaus größerer (und länger andauernden) funktioneller Reizgebung, bis er sich adaptiert. Dies wäre vor allem der Fall, wenn in der Proliferationsphase keine funktionelle Reizgebung erfolgt ist und der definitive Kollagentyp I während der Remodulierungsphase sich somit in einem nicht funktionell ausgelegten Kollagenknäuel formiert hat. Da der definitive Kollagentyp I eine Turn-Over-Zeit von 150–500 Tagen (je nach Gewebeart) aufweist, bedarf es einer viel längeren und mechanisch stärkeren Reizgebung, bis er sich funktionell ausrichtet (vgl. Van den Berg 2011; Koller 2016, 2017). Der Umbau ist allerdings immer mit einer temporären Gewebeschwächung einhergehend. Dies ist bei sich im Belastungsaufbau befindlichen Patienten stets zu beachten. Bei Überdosierung endet dies zwangsläufig wieder in einer erneuten Entzündungsphase, was unbedingt vermieden werden sollte.

> ▶   Eine adäquat dosierte funktionelle Reizung in der Proliferationsphase
> ist für den Fibroblasten sehr wichtig. Durch diese mechanischen Reize
> richtet er den provisorischen Kollagentyp III funktionell in der EZM
> aus. Es bedarf daher in der Remodulierungsphase mit dem definitiven
> Kollagentyp I keiner richtungsändernden Umformatierung mehr. Dies
> mindert so eine umbaubedingte Schwächung des Gewebes während
> dem allgemeinen Belastungsaufbau.

3.2 Physiologische Narbenbildung

Grundsätzlich laufen nach jeder Verletzung die gleichen physiologischen Wundheilungsprozesse ab. Je nach Verletzungsart und -fläche erfolgt die Form der Wundheilung dennoch auf unterschiedliche Art und Weise. Medizinisch wird der Wundheilungsprozess in drei unterschiedliche Formen eingeteilt (Abb. 3.2). Bei einer Verletzung der Epidermis und oberflächliche Anteile der Dermis kommt es zu einer *regenerativen Wundheilung* ohne Narbenbildung. Da die Epidermis endokrinologisch nicht zum Bindegewebe gehört spricht man nicht von einer Heilung, sondern von einer *Regeneration*. Die Keratinozyten beginnen dabei sich von den Wundrändern zueinander zu bewegen, um damit die Wunde zu schließen und das heilende dermale Gewebe abzudecken.

Bei der *primären Wundheilung* entsteht eine minimale Narbenbildung. Sie heilt per primam intentionem. Dies geschieht bei chirurgischen Schnitten oder bei Verletzungen, bei denen Wundränder eng aneinander liegen. Eine gute Durchblutung der Wunde und saubere, keimarme Wundverhältnisse sind dabei die Voraussetzung für diese Form der Heilung.

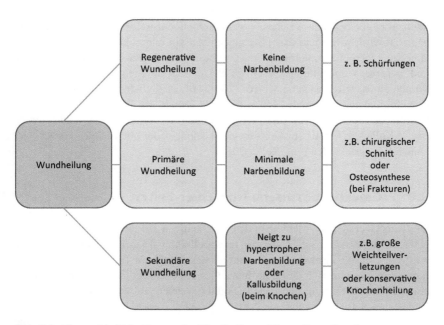

Abb. 3.2 Unterschiedliche Formen der Wundheilung. (Eigene Darstellung)

Eine *sekundäre Wundheilung* tritt dann ein, wenn die Verletzung mit großem Anteil von Geweberlusten einhergeht oder die Wundränder nicht eng aneinander liegen können. So muss die Wunde per secundam intentionem, unter Bildung von Granulationsgewebe heilen. Gewebsneubildung und Wundkontraktion (Myofibroblastenaktivität) sind dabei die Charakteristika dieser Form der Wundheilung. Auch bei einer Wundinfektion heilt eine Wunde sekundär.

Eine primäre Frakturheilung wird mit einem Osteosynthesematerial (z. B. Platte) durch stetigen Druck auf die Fraktur erreicht. Bei einer konservativen Frakturheilung (z. B. im zirkulären Gips) ist dies nicht der Fall und es tritt somit eine sekundäre Frakturheilung mit einhergehender Kallusbildung ein.

3.3   Gewebespezifische Wundheilungsphasen

Aus der Literatur ist bekannt, dass nicht jedes Gewebe mit einer gleich heftigen und gleich langen Entzündungsreaktion reagiert (vgl. Van den Berg 2011; De Morree 2001). Es gibt sogar Gewebearten, welche praktisch keine Entzündungsreaktionen zeigen können. Dies sind vor allem Gewebearten, welche nur über Diffusion vital erhalten werden. Als klassisches Beispiel ist das intrinsische Sehnengewebe bekannt, welches vornehmlich mit der Achillodynie in Verbindung gebracht wird. Allgemein darf man sagen, dass gut durchblutetes Gewebe gegenüber weniger gut vaskularisiertem Gewebe eine heftigere Entzündungsreaktion und kürzere Wundheilungsphasen aufweist. Abb. 3.3 zeigt die verschiedenen Wundheilungszeiten nach de Morree (2001) auf. Bezüglich der manuellen Dosierung folgt daraus folgende Konsequenz. Je länger die Proliferationsphase des betroffenen Gewebes geht, desto länger ist auch der unspezifische und provisorische Kollagen Typ III im Gewebe aktiv, somit sollte auch länger vorsichtiger manuell dosiert werden (vgl. Koller 2017).

3.4   Gewebespezifische Turn-Over-Zeiten

Die Turn-Over-Zeiten beschreiben den vollständigen Zyklus des Auf- und Abbaus einer Gewebestruktur auf Zellebene (extrazellulärer Raum). In Abb. 3.4 ist eine Auswahl von spezifischem Gewebe aufgelistet. Durch ein Trauma oder eine Operation wird die Integrität des betroffenen Gewebes zerstört. Zumeist findet danach eine gewisse Entlastungsphase statt (Fraktur, Sehnennaht etc.) statt. Nach dieser Entlastungsphase wird wieder sukzessive belastet. Gerade bezüglich der Gelenke sollte man den Turn-Over-Zeiten von Synovialflüssigkeit, Hyaluronsäure und

	Entzündungsphase	Proliferationsphase	Remodulierungsphase
Kapsel-Bindegewebe/ Faszien	0. - 3. Tag bis 5. Tag	3. - 5. Tag bis 6. Woche	ab 6. Woche
Meniskus	0. - 5. Tag	5. Tag - 10. Woche	ab 10. Woche
Discus intervertebralis	0. - 5. Tag	5. Tag - 3. Woche	ab 3. Woche
Sehnengewebe			
extrinsisch	0. - 3. Tag bis 5. Tag	3. - 5. Tag bis 4. Woche	ab 4. Woche
intrinsisch	Nur bedingt	9. – 12. Woche	ab 9. – 12. Woche
Knochen	0. - 3. Tag bis 5. Tag	3. - 5. Tag bis 3. Woche	ab 4. Woche bis 8. -12. Woche
Sehnen-Knochen-Übergang	0. - 5. Tag	5. Tag – 6. Woche	ab 4. – 6. Woche
Muskelgewebe	0. - 4. Tag	4. Tag – 3. Woche	ab 3. Woche

Abb. 3.3 Wundheilungszeiten spezifischer Gewebe nach de Moree 2001. Während der Proliferationsphase sollte manuell vorsichtiger als in der Remodulierungsphase dosiert werden (Tabelle Umsetzung Koller T.)

Struktur / Gewebe	Turn – Over - Zeit
Kollagen Typ I (z.B. Bandstrukturen, Sehnen, Faszien etc.)	300-500 Tage
Kollagen Typ I (Haut)	150 Tage
Kollagen Typ II (z. B. Knorpelgewebe)	50-100 Jahre (im Labor)
Kollagen Typ III (unspezifisch in der Proliferationsphase)	30 Tage
Synovialflüssigkeit	9 – 14 Tage
Kapselgewebe	14 – 21 Tage
Hyaluronsäure	2 – 4 Tage
Matrix (EZM)	2 – 9 Tage
Glykosaminoglykane	7 – 10 Tage
Knochengewebe	6 – 12 Wochen

Abb. 3.4 Turn-Over-Zeiten spezifischer Gewebe. (Nach Diemer 2011; Van den Berg 2005) (Grafik Umsetzung Koller T.)

Glykosaminoglykane Rechnung tragen und diese im Belastungsaufbau berück-
sichtigen. Durch die lange Entlastungsphase haben sich die gerade erwähnten
Strukturen der „Nichtbelastung" angepasst. Die Glykosaminoglykanketten haben
sich vermindert und können somit weniger H_2O im Knorpel binden. Dies hat zur
Folge, dass der Knorpel „weich" wird (da der Kollagen Typ II architektonisch
immer noch genau gleich vorhanden ist). Wird nun der Belastungsaufbau for-
ciert, geht man Gefahr, dass die Knorpelstruktur (Glykosaminoglykanketten) für
die Adaptation zu wenig Zeit hat und mit einer Gewebeschädigung reagiert. Lässt
man dem kontinuierlichen Belastungsaufbau 2–3 Wochen Zeit, ist das Risiko
einer Gewebeschädigung deutlich geringer. Eine weitere Thematik in Bezug
auf die Turn-Over-Zeiten sind die „New-Use" Aktivitäten. Wird Gewebe durch
eine neue Sportart oder ein massiv intensiveres Training stimuliert, beginnt ein
Umbauprozess der belasteten Strukturen. Diese Umbauprozesse führen stets zu
einer temporären Schwächung der Gewebestruktur. Bei gleichzeitigem Intensi-
vieren und über einen längeren Zeitraum stetig belastungssteigerndem Training
erhöht sich somit das Risiko einer (Wieder-) Verletzung (vgl. Koller 2017).

Zellbiologische Aspekte

4

Nach einem Trauma ist das Ziel der physiotherapeutischen Behandlung stets, die Funktion auf Struktur- und Aktivitätsebene wieder zu erlangen. Dies als Voraussetzung und Vorbereitung, um den Übertrag auf die Partizipationsebene zu ermöglichen und oder zu erleichtern. Grundvoraussetzung dafür ist das Wiedererlangen der funktionellen Integrität auf Gewebeebene. In einem ersten Schritt bedarf es dazu meist einer Operation und Ruhigstellung der betroffenen Strukturen. Lässt das chirurgische Prozedere im Anschluss eine funktionelle Reizgebung zu, werden in der physiotherapeutischen Nachbehandlung sogenannt funktionelle Reize auf das Gewebe gesetzt. Mit dieser Behandlung kann die betroffene Struktur auf Zellebene inklusive der Extrazellulären Matrix positiv beeinflusst werden (Mechanotransduktion siehe Abschn. 4.1). Durch eine postoperative Ruhigstellung oder bei Limiten aufgrund sehr fragiler Verletzungsmuster fallen diese funktionellen, mechanischen Reize teilweise oder ganz weg. Aus der Literatur ist bekannt, dass dieses Fehlen mit einem Verlust der funktionellen Ausrichtung der Fasern einhergeht. Ebenso ist bekannt, dass zu viel mechanische Belastung schnell zu einer Überdosierung führt (Zellschaden → erneute Entzündungsreaktion) (vgl. Van den Berg 2011; Koller 2016; Balestrini und Billiar 2006; Bouffard et al. 2008; Pastar und Stojadinovic 2010).

Die Weiterleitung mechanischer Reize im Körper (z. B. durch manuelle Techniken appliziert) scheint über zwei grundsätzliche Signalwege abzulaufen. Empirisch wird oft nach wenigen Minuten schon ein „Release" im Gewebe wahrgenommen. Dieser mechanische Reiz muss also direkt im Gewebe etwas auslösen (mögliches Lösen von pathologischen Crosslinks? Oder reaktive Tonusveränderungen im Bindegewebe?). Der zweite Signalweg ist unter dem Begriff der „Mechanotransduktion" wissenschaftlich erforscht. Darunter versteht man die Reaktion im Innern einer Zelle auf einen mechanisch applizierten Reiz von

T. Koller, *Rehabilitation von spezifischem Gewebe,* essentials,
https://doi.org/10.1007/978-3-658-27537-2_4

außen. Bei adäquater Reizung reagiert die Zelle mit einer Gen-Transkription und beeinflusst somit das Zytoskelett sowie auch die EZM und schlussendlich die Qualität des betroffenen Gewebes (vgl. Bouffard et al. 2008; Andalib et al. 2016; Eckes und Nitsch 2010; Li-Tsang et al. 2015; Huang et al. 2013; Khan und Scott 2009).

Ziel von therapeutisch applizierten manuellen Techniken ist es also nicht, wie früher angenommen, die Kollagen Fasern durch Dehnung zu verlängern, sondern mittels adäquater Reizsetzung direkt einen Einfluss auf die zellbiologischen Abläufe im Zellkern zu nehmen.

Aber welche Dosierung ist während den Wundheilungsphasen adäquat in Bezug auf eine funktionelle Reizgebung auf Zellebene? Im Folgenden werden verschiedene Aspekte diesbezüglich erläutert.

4.1   Mechanotransduktion

Unter dem Begriff der „Mechanotransduktion" versteht man die Reaktion im Innern einer Zelle auf einen mechanisch applizierten Reiz von außen. Bei adäquater Reizung reagiert die Zelle mit einer Gen-Transkription und beeinflusst somit auch die Extrazelluläre Matrix und schlussendlich die Trophik (Qualität) des betroffenen Gewebes (vgl. Balestrini und Billiar 2006; Bouffard et al. 2008; Andalib et al. 2016; Eckes und Nitsch 2010; Huang et al. 2013; Khan und Scott 2009). Bouffard et al. (2008) konnten durch eine 20–30-prozentige statische Gewebedehnung während 10 min täglich, eine Abnahme der TGF-Beta1 Konzentration und der Kollagensynthese nach einer Gewebeverletzung beobachten. Bei TGF-Beta1 handelt es sich um ein lokales Zytokin, das im Zusammenhang mit der Wundheilung und der Fibrosierung von Gewebe förderlich wirkt. Die Resultate aus dieser Studie lassen vermuten, dass eine Gewebedehnung während der Wundheilung zu einer Senkung des TGF-Beta1 Levels führt und somit zu einer veränderten Kollagensynthese. Dies könnte ein wichtiger natürlicher Mechanismus sein in der Limitierung exzessiver Narbenbildung.

Balestrini et al. (2009) konnten bei täglicher 5-prozentigen Gewebedehnung über jeweils 24 h, einen positiven Effekt bezüglich der Dehnfähigkeit der Extrazellulären Matrix, nachweisen. Dies könnte therapeutisch nur mit einer Schiene mit wohldosierter Reizsetzung über Stunden umgesetzt werden. Sie fanden aber auch heraus, dass ein zu starker und zu lange andauernder Dehnreiz zu einer vermehrten Kollagensynthese und somit zu einer vermehrten Restriktion von Gewebe führten.

In einer Review von Andalib et al. (2016) wurden selektionierte Studien bezüglich „Mechanotransduktion" zusammengefasst und unter anderem auch die verwendeten mechanischen Testkräfte auf die Zellen erwähnt. Diese werden in der alten Krafteinheit „Dyne" angegeben (welche seit 1978 durch die SI- Einheit „Newton" ersetzt wurde). Die Umrechnung zeigt, dass alle Zellen mit einer Kraft von 0.00002 N bis 0.00058 N mechanisch stimuliert wurden und alle in der Review inkludierten Studien konnten einen mechanotranstuktorischen Effekt nachweisen.

Aus diesen Erkenntnissen geht hervor, dass Zellen sehr mechanosensitiv sind und es für eine Zellreaktion auf einen mechanischen Stimulus nur minimaler Kräfte bedarf.

In Abb. 4.1 ist der mechanotransduktorische Vorgang schematisch dargestellt. Durch einen mechanischen Stimulus von außen, wird hier am Beispiel eines Fibroblasten, an dessen Zellmembrane die Mechanosensoren stimuliert. Diese Wiederum aktivieren sogenannte „Adapter Proteine", welche sich auf der Zellkernmembrane (Nuklear Membrane) befinden. Diese „Adapter Proteine" leiten den mechanischen Reiz auf das Zytoskelett weiter und stimulieren die Skelettstruktur so, dass die Zelle mit einer Gen -Transkription reagiert und somit veränderte (angepasste) Vorgänge und Produkte an die Extrazelluläre Matrix weitergibt. Eine

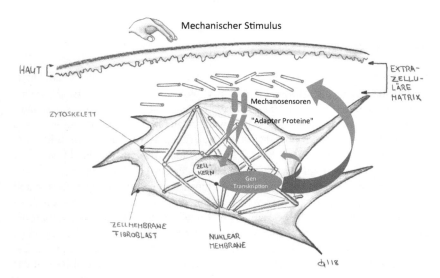

Abb. 4.1 Schematisch dargestellte mechanotransduktorischer Vorgang einer Fibroblastenzelle auf einen mechanischen Reiz von außen. (Vgl. Moortgat 2017) (Grafik Umsetzung Koller T.)

Zellantwort auf einen mechanischen Reiz ist somit erfolgt (vgl. Bouffard et al. 2008; Langevin et al. 2011; Moortgat 2017).

Das Zytoskelett jeder Zelle steht normalerweise unter einer mechanisch physiologischen Vorspannung, welche im Gleichgewicht steht mit der Konsistenz der EZM und den funktionellen mechanischen Reizen im Alltag. Bei einer pathologischen Narbenbildung hingegen ist diese physiologische Vorspannung des Zytoskeletts schon vergrößert, was zu einer höheren Empfindsamkeit auf mechanische Reize führt. Durch das vermehrt eingelagerte Kollagen und die Myofibroblastenaktivität, herrscht in der EZM eine erhöhte Spannung und Steifigkeit gegenüber dem physiologischen Gewebe. Diese Dysbalance ist verantwortlich dafür, dass schon „alltagsbezogene, mechanische Reize" auf zellulärer Ebene als Überbelastung wahrgenommen werden und zu einer Überreaktion in der Zelle führen, welche letztendlich in einem pathologischen Fibrosierungsvorgang enden können.

▶ In der manualtherapeutischen Therapie sollte der Ansatz bezüglich mechanischer Dosierung so appliziert werden, dass sich bei den intra- und extrazellulären mechanischen Spannungsverhältnissen wieder ein möglichst physiologisches Gleichgewicht einstellen kann.

4.2 Crosslinks

Der Begriff „Crosslinks" bedeutet frei übersetzt „Querverbindungen" oder „Quervernetzungen". In der Biologie kommen Crosslinks vor allem im Bindegewebe und in den Faszien vor. Ihre Hauptaufgabe besteht in der Stabilisierung des Hautgewebes und den faszialen Strukturen wie beispielsweise in Gelenkkapseln und Sehnen aber auch in einzelnen Muskelfaszien (auch Myosin und Aktin bilden bei der Muskelkontraktion Crosslinks). Im Folgenden werden die Funktionen der Crosslinks fokussiert auf das allgemeine Bindegewebe beschrieben.

Im Bindegewebe stellen die Crosslinks einen festen und wichtigen Bestandteil dar. Sie verbinden einzelne Fasern (z. B. Kollagen) und Faserschichten. Auf diese Weise wird das Bindegewebe stabilisiert. Je nach Belastung und Bewegung, die das Bindegewebe erfährt, adaptieren sich die Crosslinks so, dass die Bewegungen stabilisiert werden, ohne die Beweglichkeit einzuschränken. Dieser Anpassungsprozess nennt sich Davis'sches Gesetz. Belastungen und Bewegungen formen das Erscheinungsbild des Bindegewebes – „Gebrauch bestimmt die Funktion" (vgl. Van den Berg 2011: Schleip 2016).

Crosslinks bilden und lösen sich also nach dem Gebrauch oder Nichtgebrauch. Somit ist es naheliegend, dass sich bei einer Immobilisationsphase auch Crosslinks bilden, welche die Beweglichkeit einschränken oder verhindern. Diese Crosslinks bilden sich infolge von Verletzungen, Immobilität und Bewegungsmangel. Je weniger ein Patient sich bewegt, desto mehr Crosslinks werden im Bindegewebe gebildet. Dieser Nicht-Gebrauch des Bewegungsausmaßes wird im Bindegewebe (auf zellulärer Ebene) als Signal gewertet, dass eben dieses Bewegungsausmaß nicht mehr benötigt wird. Dieser Vorgang spielt natürlich auch bei der Wundheilung eine wichtige Rolle, wo die Beweglichkeit durch das postoperative Prozedere, Verbände und Schmerzen sehr oft deutlich limitiert ist.

In der Physiologie unterscheidet man wasserlösliche und nicht-wasserlösliche Crosslinks. Beide Arten können durch Verletzungen, Immobilisierung oder Bewegungsmangel entstehen. Auch Alterungsprozesse können dabei eine Rolle spielen. Je älter, desto mehr Crosslinks werden gebildet. Erstere sind, wie der Name sagt, wasserlöslich. Sie entstehen innerhalb einer Wochenfrist, wenn das betroffene Gewebe nicht genügend bewegt wird. Bewegungsverlust führt allgemein relativ schnell zu einem Flüssigkeitsverlust im Gewebe. Die Fibroblasten werden durch Bewegung verformt und angeregt, Grundsubstanz zu synthetisieren und diese Grundsubstanz ist das „Gleitmittel" zwischen den Fasern und Schichten im Bindegewebe. Bei ausbleibender Bewegung wird keine neue Grundsubstanz produziert und das Bindegewebe „trocknet" aus, das „Gleitmittel/Flüssigkeit" im Gewebe fehlt. Dadurch kommt es zu einer Annäherung der Fasern und Faserschichten, was zu einer vermehrten Anziehung der Moleküle führt. Diese Vorgänge enden in einer mechanischen Restriktion – Crosslinks werden gebildet und führen zu einer Bewegungseinschränkung im Gewebe.

Werden durch regelmäßiges Bewegen die Fibroblasten wieder neu verformt, bildet sich Grundsubstanz. Das Gewebe wird neu hydriert, die Crosslinks lösen sich auf (vgl. Van den Berg 2011).

Nicht-wasserlösliche Crosslinks hingegen bilden sich erst bei längerer Immobilisation bzw. langfristigem Bewegungsmangel von mehreren Wochen oder Monaten. Dabei entstehen erst auch wasserlösliche Crosslinks. Die Entstehung von Querbrücken aus Pyridinolin und Deoxypyridinolin (zwei Proteinstrukturen) wandelt diese wasserlöslichen in wasserUNlösliche Crosslinks um. Um diese Proteinquerbrücken wieder zu lösen, werden spezifische und intensivere Dehnreize im Gewebe benötigt. Die Dehnung muss stark genug sein, damit kleine Mikrorisse in den Crosslinks entstehen. Nur dann können die Crosslinks über enzymatische Prozesse (Mikro-Entzündungen, Ausschüttung von Kollagenase) abgebaut werden. Das bedeutet, dass spezifische Dehnungsrichtungen auf das Gewebe wirken müssen, damit die Crosslinks auf Zug kommen. Um diese Crosslinks strukturell zu schädigen, muss genügend Intensität wirken, um schließlich einen Umbau des Bindegewebes herbeiführen zu können (vgl. Van den Berg 2011; Carano und Siciliani 1996).

Carano und Siciliani (1996) wiesen nach, dass intermittierende Dehnungen auf den Fibroblasten eine Freisetzung von Kollagenase zur Folge hat. Kollagenase hat die Eigenschaft, Kollagenstrukturen aufzubrechen und somit auch nicht-wasserlösliche Crosslinks abzubauen. Zudem werden in der vorhandenen Kollagenstruktur Kollagen-moleküle (in Reihe) eingebaut, sodass das Bindegewebe letztendlich länger wird.

Bei einer Be- und Entlastung des Fibroblasten während jeweils 3 min ver-längerte sich die Zelle um 7 %. Die Kollagenaseproduktion war bei den inter-mittierend belasteten Fibroblasten um ca. 200 % höher als bei den nichtbelasteten Zellen. Die statisch belasteten Zellen wiesen lediglich eine 50 % Steigerung der Kollagenaseproduktion auf. Nach 10–15 min der statisch belasteten Zellen ging die Kollagenaseprouktion sogar wieder um 50 % zurück. Ob diese Erkenntnisse 1:1 auf „in vivo" Gewebe und in den klinischen Alltag übertragbar sind, ist nicht geklärt. Zur optimalen Zeitdauer von Dehnung und Pausenzeiten gibt es derzeit keine wissenschaftlichen Studien am Menschen (vgl. Van den Berg 2011). Ein in Dehnung verweilender leicht oszillierender Reiz könnte allenfalls die Kollagen-aseproduktion positiv beeinflussen (siehe Abschn. 8.2. Frequenz).

Aussagekräftig bezüglich Dosierung ist die Untersuchung von Warren (1971). Er zeigte, dass die Halbierung der auf das Bindegewebe ausgeübten Kraft (volle Belastung), die Zellverlängerung verdreifacht. Die volle Belastung wurde als die Belastung definiert, bei der das Bindegewebe reißt. Eine aus diesen Resul-taten hervorgehende Konsequenz für die physiotherapeutische Mobilisation wäre somit, das Gewebe während der Mobilisation nur mit kleiner Amplitude (Kraft) zu dehnen. Auf leichte Belastungen des Bindegewebes, die keine potenzielle Gewebeschädigung darstellen, reagiert der Fibroblast mit Freisetzung von Kol-lagenase, um sich an die Dehnung und die neu verlängerte Situation anzupassen (vgl. Carano und Siciliani 1996).

Ein weiterer mobilisierender Effekt des Bindegewebes beruht auf seiner visko-elastischen Eigenschaft. Mit ihrer Hilfe reagiert das Bindegewebe auf längere mechanische Belastungen mit einer Anpassung seines Aufbaus und verlängert sich (vgl. Viidik 1980). Dieser Effekt tritt jedoch erst nach länger andauernder konstan-ter Belastung (meistens nach ca. 16 h) auf und ist therapeutisch so kaum nutzbar. Einzig eine wohldosierte Quengelung könnte diesem Prinzip nahe kommen…

▶ **Wichtig**
Grundsätzlich sind Crosslinks nie gut oder schlecht – sie sind immer die Folge unseres Bewegungsverhaltens oder unseres Bewegungsmangels. Sei dies im Alltag oder posttraumatisch sowie postoperativ während den Wundheilungsphasen. Wasserlösliche Crosslinks können durch unspezifische Bewegung und Mobilisation des Gewebes schnell gelöst werden. Nicht-wasserlösliche Crosslinks bilden eine relativ stabile Verbindung, die auch stärkeren mechanischen Kräften standhält und kann nur durch spezifische und starke Reize (im Sinne einer Mikroläsion) durchbrochen werden.

4.3 Fibrosierung

Als Fibrose (fachsprachlich auch Fibrosis) wird allgemein eine krankhafte Vermehrung des Bindegewebes in menschlichen und tierischen Geweben und Organen bezeichnet, dessen Hauptbestandteil Kollagenfasern sind. Dabei verhärtet sich das Gewebe des betroffenen Organes. Die Fibroblasten sind eine Form der Mesenchymzellen. Sie füllen den Raum zwischen den Zellen mit extrazellulärer Matrix von geringer Strukturierung aus und ergänzen hiermit auch als eine Art Narbengewebe geschädigte Bereiche. Bei der Entstehung einer Fibrose nehmen nun differenzierte Epithelzellen, Eigenschaften einer Mesenchymzelle an. Sie verwandeln sich in Myofibroblasten. Diese stellen eine besondere Form der Fibroblasten dar, die normalerweise unter anderem für die Wundheilung verantwortlich sind. Diesen Umwandlungsprozess bezeichnet man als Epitheliale-Mesenchymale Transition.

Diese Myofibroblasten sind sehr produktiv, sie erzeugen weitaus mehr Matrixmaterial als erforderlich wäre und beeinträchtigen damit erheblich die Funktion der umgebenden Zellen. Hat der Wundverschluss stattgefunden, sterben die Myofibroblasten normalerweise in Folge von Apoptose ab (vgl. Tomasek et al. 2002). Dieses Phänomen kann bis zum heutigen Stand nicht vollständig erklärt werden. Sicher ist aber, dass bei einer pathologischen Narbenbildung (Fibrosierung), die Myofibroblasten diese Apoptose nicht durchlaufen und somit ein Teufelskreislauf entsteht. Bei einem verzögerten Wundverschluss aufgrund äußerer Faktoren (z. B. Infektion oder eben mechanischer Überbelastung), wurde dies von Tomasek et al. (2002) beobachtet.

Anstieg des Bindegewebswiderstands 5

Grundsätzlich wird die Bewegungsquantität (das physikalisch objektiv messbare Ausmaß der Bewegung) von der Bewegungsqualität (die während der Bewegung subjektiv spürbaren Qualitäten wie Bewegungsfluss, Dynamik, Rhythmus, Bewegungsharmonie etc.) unterschieden. Um die Quantität und die Qualität einer Bewegung einwandfrei beurteilen zu können, benötigt man einerseits das theoretische Wissen, was bei einem normalen Gelenk oder Gewebe in puncto Quantität und Qualität zu erwarten ist, andererseits auch viel praktische Erfahrung und Fingerspitzengefühl. Im Allgemeinen verhält sich ein gesundes Gelenk oder Gewebe immer gleich: Es besitzt innerhalb seines Bewegungsausmaßes eine kleinere oder größere „neutrale Zone", am Ende des Bewegungsausschlags zunächst einen „physiologischen Raum" sowie einen sich anschließenden „paraphysiologischen Raum" (Abb. 5.1). Die neutrale Zone liegt gewöhnlich in der Mitte des ganzen Bewegungsausmaßes und zeichnet sich durch einen sehr geringen Widerstand aus. Wird das Gelenk/Gewebe aus der neutralen Zone heraus passiv in eine Bewegungsrichtung bewegt, lässt sich ab einem bestimmten Punkt ein Anstieg des Widerstandes feststellen. An diesem Punkt begeben sich die Gelenkpartner/das Bindegewebe in den „ersten markanten Bindegewebswiderstandsanstieg" (im Maitland-Konzept: „R1") (vgl. Maitland 2008). Im Normalfall erhöht sich der Widerstand bei weiterer Bewegung in dieselbe Richtung und endet mit dem „zweiten markanten Bindegewebswiderstandsanstieg" am Anfang des „physiologischen Raums" (im Maitland-Konzept: „R2") (vgl. Maitland 2008). An dieser Stelle kann das „Endgefühl" des Gelenks am Bewegungsanschlag beurteilt werden und je nach Intensität der Mobilisation und entsprechender Wundheilungsphase, in den physiologischen Raum hinein bewegt und beurteilt werden. Den durch die anatomischen Gegebenheiten limitierten „paraphysiologischen Raum" erreicht man ausschließlich mit einer Manipulation, d. h. mit einer impulsiven Mobilisation – ein solches Vorgehen bedarf allerdings einer speziellen postgraduierten Ausbildung.

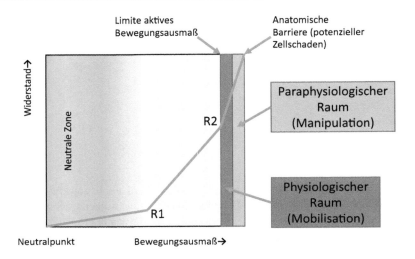

Abb. 5.1 Verhalten von Widerstand in Abhängigkeit vom Bewegungsausmaß bei Gelenken und Bindegewebe. (Eigene Darstellung)

Am Ende des paraphysiologischen Raumes befindet sich die anatomische Barriere. Hier entsteht bei der Überschreitung in der Regel ein Zellschaden (Läsion). Bei einem in Heilung befindlichen Gelenk/Gewebe in der Proliferationsphase, ist diese anatomische Barriere nach vorne verschoben. Grund dafür ist, dass in der Proliferationsphase vornehmlich der provisorische Kollagentyp III für die Integrität der verletzten Struktur verantwortlich ist und die schnelle Bildung von wasserlöslichen Crosslinks. Dieser unspezifische und provisorische Kollagentyp III mag keine mechanischen Scher- und Beschleunigungskräfte. Daher ist in der Proliferationsphase eine adäquate (feinere) Dosierung unabdinglich.

R1 stellt den ersten markanten Bindegewebswiderstandsanstieg und R2 den zweiten markanten Bindegewebswiderstandsanstieg dar. In den physiologischen Raum behandelt der Therapeut passiv mehr oder weniger je nach Intensitätsgrad seiner manuellen Gradeinteilung (Dosierung) und der aktuell herrschenden Wundheilungsphase. Der paraphysiologische Raum wird nur durch eine Impulsmobilisation (Manipulation) erreicht. Wird die anatomische Barriere überschritten, entsteht ein Zellschaden (Läsion) und reagiert mit einer Entzündungsreaktion. Diese anatomische Barriere ist bei posttraumatischen und postoperativen Verletzungen durch Adhäsionen und „Verwachsungen" nach vorne versetzt. Vor allem in der Proliferationsphase ist eine Überdosierung schnell möglich. Durch die mikrotraumatischen Verletzungen werden dann jeweils neue Entzündungsphasen ausgelöst und diese resultieren zunehmend in einer vermehrten Bewegungseinschränkung und Restriktion.

▶   Im Vergleich zu physiologischem Gewebe (original, unverletzt), tritt der erste markante Bindegewebswiderstandsanstieg im Gebiet einer spontan verheilten Struktur oder einer Region sehr viel schneller auf. Auch der Abstand vom ersten zum zweiten markanten Bindegewebswiderstandsanstieg ist kürzer als bei physiologischem Gewebe. Der zweite markante Bindegewebswiderstandsanstieg fühlt sich eher hart und steif an. Ziel ist es, mit therapeutischen Maßnahmen Schritt für Schritt den Abstand zwischen dem ersten und dem zweiten markanten Bindegewebswiderstandsanstieg zu vergrößern und somit der betroffenen Struktur oder Region wieder ihre Funktion zurück zu geben.

Direkte und indirekte Schmerzleitung 6

Durch die mehr oder weniger schwerwiegenden Verletzungen werden auch Schmerzfasern (Aδ- und C-Fasern) zerstört. Grundsätzlich ist zu sagen, dass es sich in der ersten Phase der Rehabilitation (Ende Proliferationsphase, anfangs Remodulierungsphase) bezüglich Schmerzaussagen des Patienten sehr schwierig gestaltet. Gründe dafür sind die generell veränderte Körperwahrnehmung in den betroffenen Bereichen, die zum Teil fehlenden Schmerzfasern im primären Wundareal und die zu Anfang zurecht hochdosierte Schmerzmedikation. Aus diesen Gründen kann die Schmerzwahrnehmung nicht als alleiniges Dosierungsmittel bei der manualtherapeutischen Mobilisation gewählt werden. Aufgrund individueller Schmerzverarbeitungsstrategien ist es unbedingt notwendig, dies auch mit dem Patienten zu thematisieren und falls nötig gemeinsam geeignete Strategien zu entwickeln. Zu vermeiden sind die Entstehung von großen Ängsten vor Schmerzen und damit einhergehendem Bewegungsvermeidungsverhalten.

Es ist die Aufgabe des Therapeuten, den Patienten in seiner Schmerzwahrnehmung zu unterstützen, damit dieser wieder ein „Ziehen" (Aδ-Faser) von einem „Weh tun" (C-Faser) zu unterscheiden lernt.

Was passiert nun auf Gewebeebene bezüglich den Schmerzfasern? Die Aδ-Faser reagiert schon sehr früh und schnell auf mechanische Einflüsse. Sie meldet starkes Ziehen und Druck und natürlich ist sie auch bei einer Schädigung weiterhin aktiv. Die C-Faser wird vornehmlich bei einer Schädigung (Zellwandzerstörung) aktiv. Durch die Zerstörung von Zellwänden tritt Arachidonsäure aus. Diese wird in der EZM schnell zu Prostaglandin synthetisiert. Die C-Faser ist sehr Prostaglandin sensitiv und reagiert somit mit einer Ausschüttung von „Substanz P". Durch diesen Vorgang beginnt die Entzündungsphase mit all ihren Entzündungszeichen (Dolor, Calor, Rubor, Tumor und Functio laesa) jeweils wieder erneut. Dies ist bei der Behandlung von Patienten, welche sich in den gewebespezifischen Wundheilungsphasen befinden, tunlichst zu vermeiden. Die C-Faser generiert den

© Springer Fachmedien Wiesbaden GmbH, ein Teil von Springer Nature 2019
T. Koller, *Rehabilitation von spezifischem Gewebe*, essentials,
https://doi.org/10.1007/978-3-658-27537-2_6

typischen „Schmerzcharakter". Die Patienten berichten über ein „Weh tun". Dies hat nichts mit einem starken Ziehen (Aδ-Faseraktivität) zu tun (vgl. Van den Berg 2011; Koller 2017; Koller 2016; Butler et al. 2009).

Eine weitere Veränderung der Schmerzwahrnehmung ist die kognitive Verarbeitung vom primären und sekundären Wundareal. Es wird die direkte und indirekte Schmerzleitung unterschieden.

6.1   Die direkte Schmerzleitung

Normalerweise besitzt jede Gewebestruktur ihr eigenes Abbild auf dem Kortex. Das heißt, alle als schmerzhaft empfundenen Reize lassen sich mehr oder weniger klar lokalisieren und können natürlich auch eine schnelle motorische Schutzantwort generieren. Die direkte Schmerzleitung beschreibt also, dass jede Gewebe- oder Organ Art direkt mit dem entsprechenden kortikalen Areal verbunden ist und schnell reagieren kann (Abb. 6.1). Da die Aktivität der Aδ-Faser sehr früh einsetzt, warnt sie vor erneuter zellulärer Schädigung direkt aus dem mechanisch gestressten Gewebeareal (primäres Wundareal). Demzufolge können alle als schmerzhaft empfundenen Reize klar lokalisiert werden, um so eine zeitnahe motorische Schutzantwort zu generieren (vgl. Van den Berg 2011; Koller 2017; Butler et al. 2009).

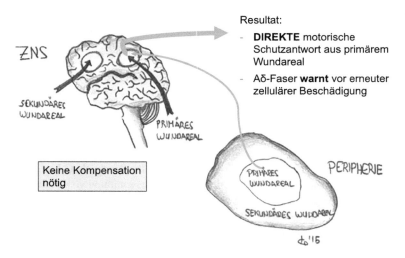

Abb. 6.1   Direkte Schmerzleitung. (Eigene Darstellung)

6.2   Die indirekte Schmerzleitung

Die indirekte Schmerzleitung entsteht bei jeder strukturellen Verletzungsart. Das primäre Wundareal ist temporär oder definitiv (wegen partieller Zerstörung der Schmerzfasern) nicht in der Lage, schmerzhafte Reize direkt an den Kortex weiterzuleiten. Der Körper kompensiert diese Reize somit über das sekundäre Wundareal. Dies birgt zwei wesentliche Nachteile in sich:

1. Bis der im primären Wundareal gesetzte Reiz mechanisch im sekundären Wundgebiet angekommen ist, droht im primären Wundareal bereits eine Über-dosierung in Form von Zellwandschädigungen. Dies bedeutet einen erneuten Rückfall in die Entzündungsphase. Die Aktivität der Aδ-Faser ist im primären Wundareal in der Entzündungs- und Proliferationsphase nicht in der Lage, vor einer erneuten zellulären Beschädigung zu warnen (Abb. 6.2).
2. In der Entzündungs- und Proliferationsphase erhält das kortikale Areal des primären Wundareals praktisch kaum einen Input (zumeist fehlende Schmerz-fasern durch Gewebeverletzung). Somit ist das kortikale Areal des primären Wundareals auf indirekte Informationen (Input aus dem sekundären Wund-areal) angewiesen. Daraus resultiert eine erschwerte differenzierte Wahr-nehmung mit einer nochmals zusätzlich verlangsamten motorischen und/oder verbalen Schutzantwort.

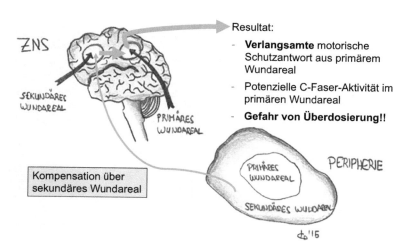

Abb. 6.2   Indirekte Schmerzleitung bei einer Verletzung. (Eigene Darstellung)

Diese Nachteile stellen die behandelnden Manualtherapeuten teilweise vor eine große Herausforderung. Die Schmerzaussagen von Patienten können nie ausschließlich alleine für eine adäquate Dosierung bei physiotherapeutischen Interventionen verwendet werden. Auf der Grundlage der Gewebe- und Schmerzphysiologie sowie der Wundheilungsphasen ist ein funktioneller Reiz nur über die taktile Diagnose des ersten und zweiten markanten Bindegewebswiderstandsanstieg sinnvoll und inzwischen empirisch gut belegt (vgl. Van den Berg 2011; Koller 2017, 2019; Warren et al. 1971; Butler et al. 2009; Moortgat 2017).

▶ Subjektive Schmerzaussagen des Patienten dürfen niemals als alleingültiges Kriterium für die adäquate Dosierung physiotherapeutischer Interventionen verwendet werden. Nebst der hohen Schmerzmittelmedikation in der Akutphase sowie der strukturell (direkt und indirekt) veränderten Schmerzleitung ist die Schmerzwahrnehmung verändert. Es bedarf somit objektiver Anhaltspunkte wie der erste und zweite markante Bindegewebewiderstandsanstieg.

Zusammenfassende Erkenntnisse aus der Literatur

7

Leider sind die Erkenntnisse der aktuellen Forschung bezüglich dieser Thematik lediglich auf Stufe der „Petrischale" und selten in Tierversuchen zu finden. Der klinische Übertrag auf den Menschen fehlt bis jetzt gänzlich. Dies lässt somit lediglich klinische Überlegungen kombiniert mit empirischen Erfahrungswerten zu.

7.1 Wie nehmen Fibroblasten einen mechanischen Reiz von außen wahr?

In der Region der Zellmembran wurden sogenannte „Focal Adhesions" entdeckt. Es handelt sich hierbei um mechanosensible Rezeptionskanäle, die wiederum chemische Prozesse im Zellinnern auslösen. Eine weitere mechanosensilbe Eigenschaft besitzen die „alpha-glattmuskulären Aktin-Faserbündel im Zellinnern des Fibroblasten. Sie reagieren stärker auf Zug- als auf Druckbelastungen" (vgl. Van den Berg 2011). Allerdings braucht es sehr große Kräfte um bei den „Focal Adhesions" und den mechanosensiblen Faserbündel eine Reaktion auszulösen. Diese Kräfte sind weitaus höher als der zweite markante Bindegewebswiderstandsanstieg angesiedelt ist. Neuere Untersuchungen ergaben, dass die sogenannten Zilien, also die kleinsten Flimmerhärchen, die von der Zellwand in die Grundsubstanz hinausragen, eine wichtige Funktion in Bezug von Registrieren von Scherkräften aufweisen (Balestrini und Billiar 2006, S. 2983–2990). Diese Härchen sind in der Lage den sogenannten „Fluid Shear" der umgebenden Grundsubstanz zu registrieren, um dementsprechende Informationen ans Zellinnere weiterzuleiten. Diese Härchen sind sehr sensitiv und benötigen nur sanfte mechanische Impulskräfte um aktiv zu werden.

© Springer Fachmedien Wiesbaden GmbH, ein Teil von Springer Nature 2019
T. Koller, *Rehabilitation von spezifischem Gewebe,* essentials,
https://doi.org/10.1007/978-3-658-27537-2_7

7.2   Welche mechanischen Reize bewirken welche Fibroblastenaktivität?

Bei einer nicht verletzten Struktur, hier im Beispiel eines Ligamentes, bedarf es einer immer wiederkehrenden 4 %-igen Dehnung des Ligamentes, dass der Fibroblast seine Kollagenstruktur und Matrix anfängt zu adaptieren. Hochdosierte und ruckartige Zugbelastungen bringen den Fibroblasten dazu, proinflammatorische Botenstoffe auszuschütten. Dies kann zu Anfang bei einer Verletzung wundheilungsfördernd sein, bei repetitiver Anwendung aber zu einer stagnierenden Wundheilungsdynamik ausarten. Eine mehrwöchige Immobilisation hingegen (oder chronischer Bewegungsmangel) führen zur Ausbildung zusätzlicher Crosslinks und die Kollagenfasern verlieren ihre natürliche Wellenstruktur (sog. Crimp) (vgl. Typaldos 2014).

Carano et al. (1996) forschte an Zellkulturen von künstlichen Ligamenten in Bezug auf Dehnreiz auf den Fibroblasten und Reaktionen auf die Wundheilung. Beim Vergleich von 3- bis 12-prozentigen Dehnreizen und 1–5-minütigen Applikationszeiten zeigte sich, dass die 3 %-ige Dehnungsbelastung und die 5-minütige Applikationszeit am wirksamsten waren, um die Heilung einer zuvor gesetzten Läsion zu beschleunigen.

Zein-Hammoud et al. (2015) setzte Fibroblasten in einer Zellkultur einer konstanten Grundspannung aus. Eine einmalig durchgeführte 60 s andauernde manuelle Spannungs-REDUKTION führte zu einer Reduktion der proinflammatorischen Auswirkung einer vorhergehenden Repetitive-Motion-Injury-Simulation (RSI-Syndrom). Durch die Stimulation einer Myofascial-Release-Technik (in Form einer 60 s langen geringgradigen Gewebe DEHNUNG) führte im Anschluss einer RSI-Stimulation EBENFALLS zu einer Dämpfung der inflammatorischen Reaktion, jedoch zusätzlich auch zur Reduktion apoptotischen Auswirkung dieser Vorschädigung.

Weiter konnte nachgewiesen werden, dass Fibroblasten, welche in einer Zellkultur einem geringgradigen „Fluid Shear" ausgesetzt wurden, mit verstärkter Expression des Kollagen abbauenden Enzyms MMP-1 in einem Zeitfenster von 4–8 h reagierten (Zheng et al. 2012, S. 2368–2375). Dies wäre ein Hinweis dafür, dass es nach einer manualtherapeutischen Mobilisation durchaus sinnvoll wäre, dass der Patient das jeweils neu gewonnene Bewegungsausmaß aktiv nutzt.

7.3   Klinische Überlegungen

Um die richtigen Vorgänge auf zellulärer Ebene in Gang setzten zu können, ist eine adäquate manuelle Dosierung Grundvoraussetzung (Abb. 7.1). Eine Überforderung endet zwangsläufig in einer zellulären Beschädigung und löst eine erneute Entzündungsreaktion mit allen Kardinalsymptomen aus. Die Unterforderung wird mit Bildung von Crosslinks und herabgesetzter Dehn- und Belastbarkeit quittiert. In Abb. 7.1 ist mit optimalem Training die adäquate Dosierung von gesundem Gewebe gemeint – D. h. AUSSERHALB der klassischen Wundheilungsphasen. Bei der Nachbehandlung von Gewebeverletzungen INNERHALB der klassischen Wundheilungsphasen müssen zusätzlich weitere Parameter miteinbezogen werden. Einerseits dienen hier zur Bestimmung der aktuell herrschenden Wundheilungsphase die Wundheilungszeiten spezifischer Gewebe nach Trauma/

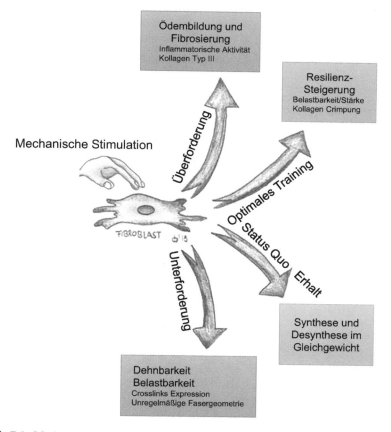

Abb. 7.1 Mechanosensible Anpassung faszialer Bindegewebe nach dem Davis-Gesetz von Dr. Robert Schleip (2016) (vereinfachte Darstellung T. Koller)

Operation und andererseits die Schmerzangaben vom Patienten. Des Weiteren scheinen der erste und zweite markante Bindegewebewiderstandsanstieg, in Kombination mit den gewebespezifischen Wundheilungszeiten, eine gute manuelle Dosierungshilfe zu sein.

Dosierung spezifischer Gewebe in der Rehabilitation

8

Die bis jetzt erläuterten Tatsachen lassen leider keinen klaren Schluss bezüglich der absolut richtigen Dosierung zu. Wenn man aber die evidenten Puzzle-Teile mit empirischer Erfahrung und dem klinische Outcome kombiniert, lässt dies einen eingrenzbaren Bereich bezüglich adäquater und funktioneller Dosierung zu. Werden die vorgängig beschriebenen Erkenntnisse über die Kräfteübertragung durch die Extrazelluläre Matrix und Zellen berücksichtigt, kann angenommen werden, dass es einen großen Unterschied macht, ob eine hohe oder niedrige Dosierung appliziert wird. Diese Überlegungen beziehen sich auf spezifische Gewebe innerhalb der Wundheilungsphasen sowie außerhalb der Wundheilungsphasen im Sinne eines „New Use" oder „Over Use" Gebrauches. Deshalb sind gewebespezifische Wundheilungszeiten, gewebespezifische Turn-Over-Zeiten, Amplitude, Dauer und Frequenz wichtige Parameter, die bei der Dosierung in der manuellen Therapie und im Belastungsaufbau stets berücksichtigt werden sollten (vgl. Bouffard et al. 2008).

8.1 Amplitude

Amplitude wird folgendermaßen definiert: größter Ausschlag einer Schwingung oder eines Pendels aus der Mittellage; Schwingungsweite. Ist der mechanische Reiz (also die Amplitude) zu stark, wird die Reaktion des Zellkerns weit weniger steuerbar und es wird schnell zu einer Überreaktion der Zelle kommen. Die Tatsache, dass die EZM schon rigider ist und die Zelle durch den persistierenden Entzündungszustand empfindlicher, führen zur Hypothese, dass normale (alltägliche) Reize für das betroffene Gewebe sehr schnell schon eine Überdosierung darstellen (vgl. Moortgat 2017).

© Springer Fachmedien Wiesbaden GmbH, ein Teil von Springer Nature 2019
T. Koller, *Rehabilitation von spezifischem Gewebe*, essentials,
https://doi.org/10.1007/978-3-658-27537-2_8

Die Tatsache, dass mechanotransduktorische Zellantworten schon durch minimalste Kräfte (bis 0.00058 N) eingeleitet werden, zeigt, dass eine funktionelle Ausrichtung wahrscheinlich schon bei sehr sanften manualtherapeutischen Interventionen stattfindet (vgl. Andalib et al. 2016). Die empirisch bekannten markanten Bindegewebswiderstandsanstiege R1 und R2 liegen (am Rücken) im Bereich von R1 gleich 1–2 N und R2 gleich 2–4 N (vgl. Koller 2018 und 2019). Somit ist anzunehmen, dass manuelle Interventionen im Bereich von R1 wahrscheinlich schon ein genügend adäquater Reiz für das Narbengewebe darstellt, damit eine mechanotransduktorische Antwort der Zelle und somit eine funktionelle Ausrichtung der Extrazellulären Matrix entsteht.

In der Proliferationsphase scheint eine manuelle Dosierung bis an R2 ein wichtiger Anhaltspunkt für eine wundheilungsadaptierte Dosierung zu sein. In der Remodulierungsphase kann bis in R2 hinein dosiert werden. Mehrjährige klinische Erfahrungen im Bereich von muskuloskelettal betroffenen Patienten zeigen, dass in der Proliferationsphase die manuellen Techniken nur bis zum zweiten markanten Bindegewebswiderstandsanstieg erfolgen sollten, da das Gewebe deutlich weniger belastbar ist als das vergleichbare physiologische, nicht betroffene Gewebe (vgl. Koller 2019).

Der Autor hat eine Pilotstudie (2018) bezüglich der Intertesterreliabilität zur Erkennung von R1 und R2 durchgeführt. Therapeuten scheinen in der Lage zu sein den ersten markanten Bindegewebswiderstandsanstieg mit einer moderaten Intertesterreliabilität ($ICC_2 = 0{,}67$) und den zweiten markanten Bindegewebswiderstandsanstieg mit einer guten Intertesterreliabilität ($ICC_2 = 0{,}80$) zu erkennen. Bezüglich der direkten und indirekten Schmerzleitung ist empirisch davon auszugehen, dass die C-Faseraktivität zunehmend **IM** zweiten markanten Bindegewebewiderstandsanstieg (R2) aktiv werden und dass **BIS** R2 vornehmlich die Aδ-Faser als „Vorwarner" vor einer Zellschädigung aktiv ist.

In Abb. 8.1. ist die wundheilungsadaptierte Dosierung in der manuellen Therapie nach allgemeinen Verletzungen und Operationen zusammenfassend dargestellt.

8.2   Frequenz

Definition: die Frequenz (Häufigkeit) ist ein Maß dafür, wie schnell bei einem periodischen Vorgang die Wiederholungen innerhalb einer Sekunde aufeinander folgen. Die Einheit wird mit Hertz (Hz) angegeben.

Belastrini et al. (2006) fanden heraus, dass ein zyklischer Dehnreiz mit 0,2 Hz die Fibroblasten zur Produktion einer widerstandsfähigeren Matrix (Abnahme der

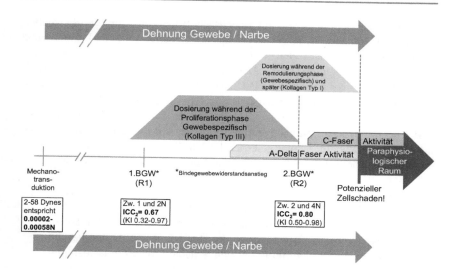

Abb. 8.1 Zusammenfassende Darstellung bezüglich wundheilungsphasenadaptierter Dosierung von spezifischen Geweben in der manuellen Therapie (posttraumatisch/postoperativ). *R1 und R2 sind (exemplarisch Bindegewebeverschiebbarkeit am Rücken (vgl. Koller 2019)) in einen Bereich von 1–4 N angesiedelt. Also weitaus höher als das der Fibroblast braucht, für eine mechanotransduktorische Zellantwort.* (Eigene Darstellung)

Gewebedichte, Reorganisation der Fasern) anregt. Histologisch konnte eine fulminante Abnahme der Dicke festgestellt werden. Das Gewebe zeigte sich nach diesem Reiz dünner, dichter und besser organisiert. Auch Carano und Siciliani (1996) wiesen mit einer zyklischen Dehnung auf Fibroblasten eine 200 % höhere Kollagenaseproduktion gegenüber statischer Dehnung nach.

Die klinische Konklusion wäre somit eine leichte Dehnung (an die jeweilige Wundheilungsphase angepasst) mit intermittierender Oszillation (0,2 Hz) am Ende der jeweiligen Amplitude. Diese Annahmen korrelieren mit der empirischen und klinischen Erfahrung, sind aber bis dato am Menschen (in vivo) nicht nachgewiesen!

8.3 Dauer

Wie lange der Reiz appliziert werden soll, ist eine weitere Grundsatzfrage in der Dosierung. Obwohl Schienen und andere Dehntechniken weit verbreitet sind, findet man auch hierzu in der Literatur unzureichende Untersuchungsergebnisse am Menschen. Als Grundlage zu den klinischen Überlegungen und empirischen Erfahrungswerten können nur Effekte aus Tierstudien beigezogen werden.

Es wird angenommen, dass mit einer Reizsetzung von 5 min die Signalübertragung zum Nukleus des Fibroblasten zustande kommen sollte (vgl. Carano und Siciliano 1996). Bouffard et al. (2008) konnte mit einer Dehnung von 30 min und moderater Amplitude (20 % Dehnung) gute Resultate nachweisen (TFG-Beta1 Abnahme). Erfahrungen aus der Praxis zeigen jedoch auch, dass Schienenapplikationen von ein paar Stunden Dauer auch positive Effekte erbringen. Carano und Siciliano (1996) forschten an Zellkulturen von künstlichen Ligamenten. Sie fanden heraus, dass eine 5-minütige Applikationszeit am wirksamsten war in Bezug auf die Wundheilung der zuvor gesetzten Läsion. Klinisch werden empirisch gute Resultate mit Applikationszeiten von 3–5mal 1 min pro Lokalisation erzielt.

▶ Dosierung in der **Proliferationszeit** bis **an den** zweiten markanten Bindegewebswiderstandsanstieg (Amplitude). Dosierung in der **Remodulierungsphase zunehmend in den** zweiten markanten Bindegewebswiderstandsanstieg (Amplitude). Applikationsdauer in der Regel **3–5-mal 1 min** je betroffene Region mit einer kleinamplitudigen **oszillierenden Frequenz von 0,2 Hz** am Ende der jeweilig gehaltenen Amplitude.

Was Sie aus diesem *essential* mitnehmen können

- Das Wissen über die Grundlagen der Wundheilung
- Das Wissen über die Wundheilungszeiten und Turn-Over-Zeiten von spezifischem Gewebe
- Klinischer Übertrag in der manuellen Therapie in Bezug auf Wundheilung und Dosierung spezifischer Gewebe in der Rehabilitation

© Springer Fachmedien Wiesbaden GmbH, ein Teil von Springer Nature 2019
T. Koller, *Rehabilitation von spezifischem Gewebe,* essentials,
https://doi.org/10.1007/978-3-658-27537-2

Literatur

Andalib, M. N., et al. (2016). Biomimetic substrate control of cellular mechanotransduction. *Biomaterials Research Review, 20,* 11. https://doi.org/10.1186/s40824-016-0059-1.

Balestrini, J. L., & Billiar, K. L. (2006). Equibiaxial cyclic stretch stimulates fibroblasts to rapidly remodel fibrin. *Journal of Biomechanics, 39*(16), 2983–2990.

Balestrini, J. L., et al. (2009). Magnitude and duration of stretch modulate fibroblast remodeling. *Journal of Biomechanical Engineering, 131,* 051005-1. https://doi.org/10.1115/1.3049527.

Beate, E., & Rosawith, N. (2010). Cell-matrix interactions in dermal repair and scarring. *Fibrogenesis Tissue Repair, 3,* 4.

Bley, C.-H. (2015). I care Anatomie, Physiologie (1. Aufl.). Thieme Verlag. ISBN-10: 3131656115, ISBN-13: 978-3131656117.

Bouffard, N. A., Cutroneao, K. R., Badger, G. J., White, S. L., Buttoph, T. R., Paul Ehrlich, H., Stecvens-Tuttle, D., & Langevin, H. M. (2008). Tissue stretch devreases soluble TFG B1 and Type-1 procollagen in mouse subcutaneous connective tissue: Evidence from ex vivo and in vivo models. *Journal of Cellular Physiology, 214*(2), 389–95.

Butler, D., et al. (2009). *Schmerzen verstehen.* Berlin: Springer.

Carano, Aldo, & Siciliani, Giuseppe. (1996). Effects of continuous and in-termittent forces on human fibroblasts in vitro. *European Journal of Orthodontics, 18*(1), 19–26. https://doi.org/10.1093/ejo/18.1.19.

De Morree, J. J. (2001). *Dynamik des menschlichen Bindegewebes: Funktion, Schädigung und Wiederherstellung.* München: Urban & Fischer.

Huang, C., Holfeld, J., Schaden, W., Orgill, D., & Ogawa, R. (2013). Mechanotherapy: Revisiting physical therapy and recruiting mechanobiology for a new era in medicine. *Trends in Molecular Medicine, 19*(9), 555–564.

Khan, K. M., & Scott, A. (2009). Mechanotherapy: How physical therapists' prescription of exercise promotes tissue repair. *British Journal of Sports Medicine, 43*(4), 247–252.

Koller, T. (2016). Physiologische Grundlagen manueller Mobilisation von Narben und Bindegewebe sowie Dosierung bei Patienten mit großflächigen Brandverletzungen. *Manuelle Therapie, 20,* 237–241.

Koller, T. (2017). *Physiotherapeutische Diagnostik, Hypothesengeleitet und klinisch relevant entscheiden.* Stuttgart: Georg Thieme.

Koller, T. (2018). Manualtherapeutische Bestimmung des Bindegewebewiderstands bei Narben und Narbenplatten, Pilotstudie. *Manuelle Therapie, 21*(1433–267), 81–87.

Koller, T. (2019). Intertesterreliabilität und Kriteriumsvalidität bei der Bestimmung der Haut-und Bindegewebswiderstände (BGW) im physiologischen Gewebe – Eine Pilot Studie. *Manuelle Therapie, 2019,* 1–9.

Koller, T. (2019). Klinische Überlegungen bezüglich der wundheilungsphasenadaptierten und gewebespezifischen Dosierung in der Manuellen Therapie. *Manuelle Therapie, 23,* 40–46. Thieme Verlag. Stuttgart. https://doi.org/10.1055/a-0822-1722.

Koller, T., et al. (2017). Physiotherapeutische Werkzeuge zur funktionellen Mobilisation von Narben und Bindegewebe und Dosierung bei grossflächigen Narbenplatten. *Manuelle Therapie, 17*(5), 238–243.

Langevin, H. M., et al. (2011). Fibroblast cytoskeletal remodeling contributes to connective tissue tensiond. *Journal of Cellular Physiology, 226*(5), 1166–1175.

Li-Tsang, C. W., et al. (2015). A histological study on the effect of pressure therapy on the activities of myofibroblasts and keratinocytes in hypertrophic scar tissues after burn. *Burns, 41*(5), 1008–1016.

Maitland, G. D. (2008). *Manipulation der Wirbelsäule.* Berlin: Springer.

Moortgat, P. (2017). *Physikalische Narbenbehandlung.* Berlin: Scar Academy DACH Berlin.

Pastar, I., & Stojadinovic, O. (2010). Attenuation of the transforming growth factor β–signaling pathway in chronic venous ulcers. *Molecular Medicine, 16*(3–4), 1.

Schleip, R. (2016). Mechanotransduktion: Von der zellulären Ebene bis zum ganzen Körper. *Osteopathische Medizin, 17*(3), 16–21. (Original Research Article).

Tomasek, J., Gabbiani, G., Hinz, B., Chaponnier, C., & Brown, R. A. (2002). Myofibroblasts and mechano: Regulation of connective tissue remodelling. *Nature Reviews Molecular Cell Biology, 3*(5), 349–363.

Typaldos, S. (2014). *Faszien Distorsions Modell* (4. Aufl.). Wolfenbüttel: Institut für fasziale Osteopathie.

Van den Berg, F. (2011). *Das Bindegewebe des Bewegungsapparates verstehen und beeinflussen* (3. Aufl.). Stuttgart: Thieme.

Viidik, A. (1980). *Biology of collagen, physiology of connective tissue.* London: Academic.

Warren, L. et al (1971). Technique and apparatus for measuring and monitoring the mechanical impedance of body tissues and organ systems, United States Patent Alan R. Kahn Cherry Hill, Health Technology Corporation inventors Appl. No. Filed Patented Assignee.

Wu, J., et al. (2012). Beige adipocytes are a distinct type of thermogenic fat cell in mouse and human. Cell (Harvard Medical School). https://doi.org/10.1016/j.cell.2012.05.016.

Zein-Hammoud, M., & Standley, P. R. (2015). Modeled osteopathic manipulative treatments: A review of their in vitro effects on fibroblast tissue preparations. *The Journal of the American Osteopathic Association, 115*(8), 49Q–502.

Zheng, I., et al. (2012). Fluid shear stress regulates metalloproteinase-1 and 2 in human periodontalligament cells: Involvement of Extracellular Signal-Regulated Kinase (ERK) and P38 signaling pathways. *Journal of Biomechanics, 45*(14), 2368–2375.

Printed by Printforce, the Netherlands